W0395199

Für wunderbare Großeltern

Irmgard Erath

GROH

Es ist eine ganz besondere Liebe,

die Großeltern und Enkelkinder verbindet.
Möge eure Liebe zueinander immer so
innig bleiben und euch viel Freude schenken.

für Marliese

von Mutti

Bleib - wie du bist!

Für Großeltern ist es

ein wunderschönes Abenteuer,
ein kleines Enkelkind zu haben.

Es bringt Licht und Wärme
in ihre Herzen und eine süße
fröhliche Unruhe in ihr Leben,
die sie auf keinen Fall
mehr missen möchten.

Und Großeltern genießen es,
ihr Enkelkind zu verwöhnen.

Die erste Heimat sind die Eltern, die zweite die Großeltern.

Nina Sandmann

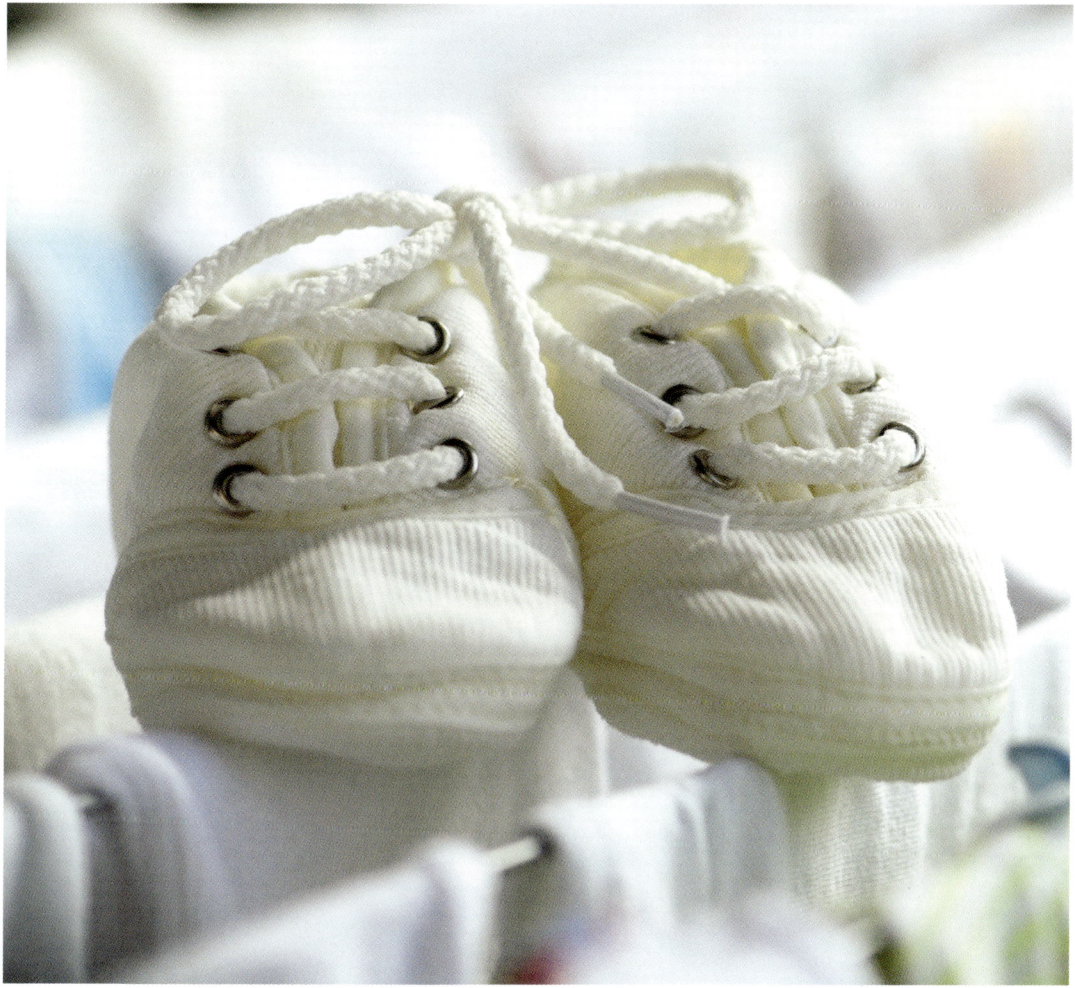

So viele gute Wünsche

tragen Großeltern
für ihr Enkelkind im Herzen:

Sie wünschen ihm bunte Überraschungen,
die Freude in sein Leben tragen.

Sie wünschen ihm schöne Erlebnisse,
die seine Augen zum Strahlen bringen.

Sie wünschen ihm kleine Wunder,
die ein Lächeln in sein Herz zaubern.

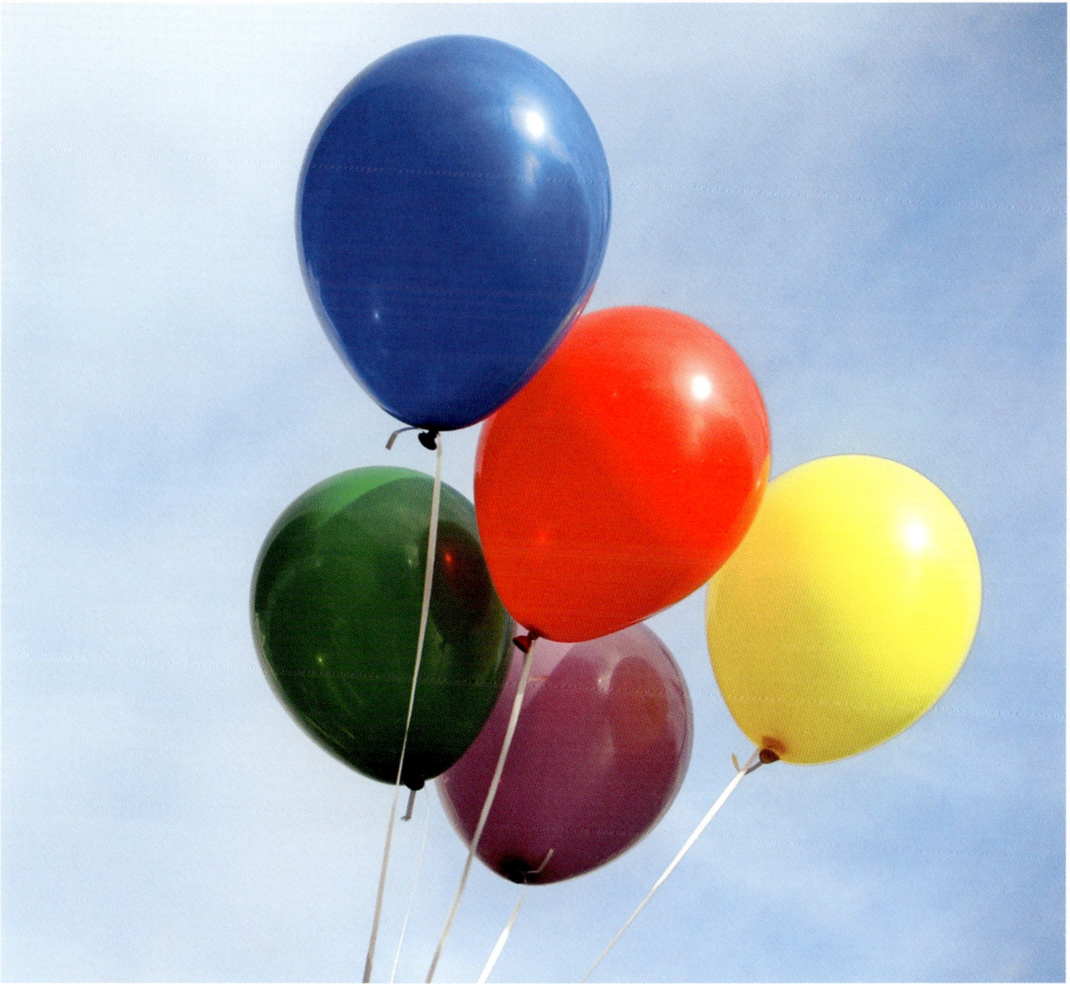

An die ersten Worte
ihres Enkelkindes,

an seine zaghaften Schrittchen,
an seine zärtlichen Küsschen,
an seine staunenden Augen
werden die Großeltern sich
gerne erinnern.

Auch dann noch,
wenn es schon erwachsen sein
und eigene Wege gehen wird.

Sie werden sich daran erinnern,
denn sie tragen alles in ihren Herzen.

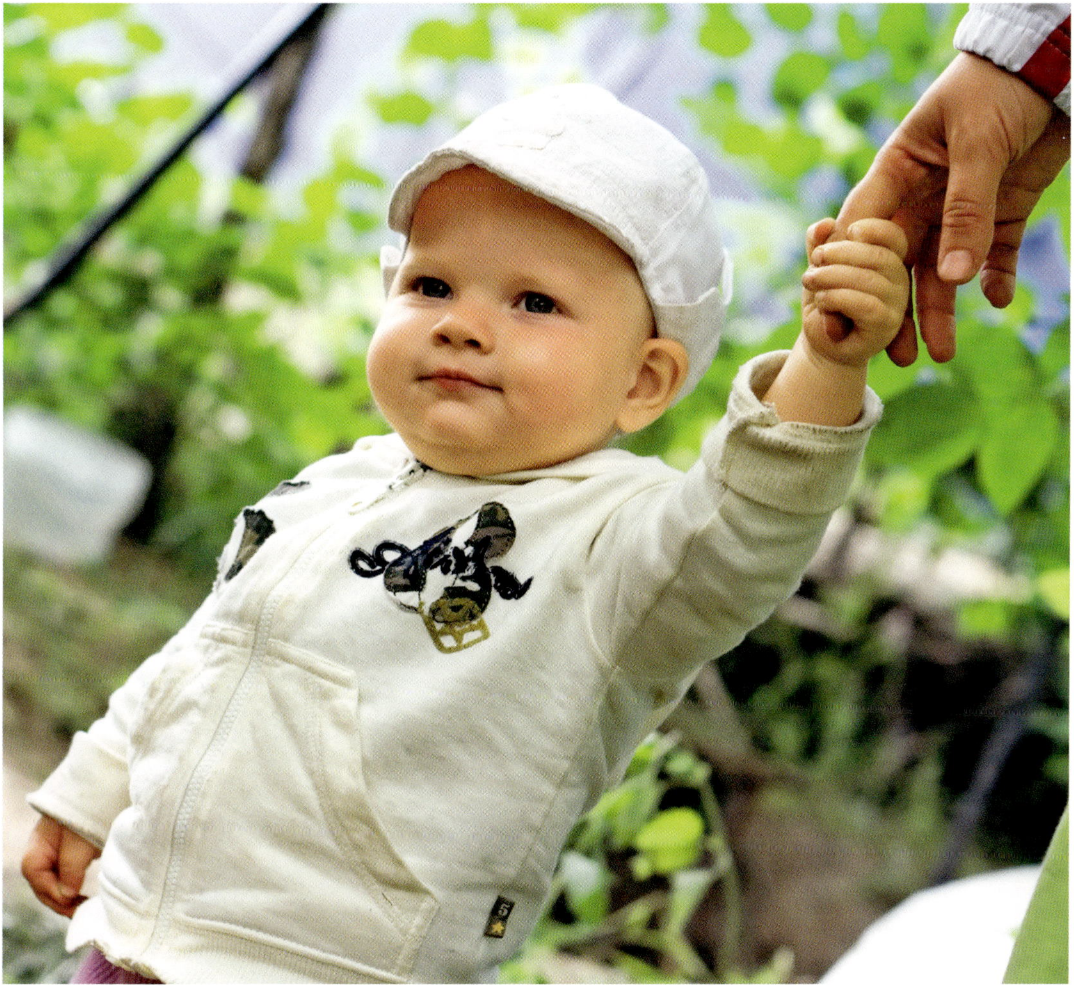

So ein kleines Enkelkind

bringt nicht nur
in die Herzen seiner Eltern
eine neue Zärtlichkeit,
eine neue Freude
und eine neue Dankbarkeit,
sondern auch
in die Herzen seiner Großeltern.

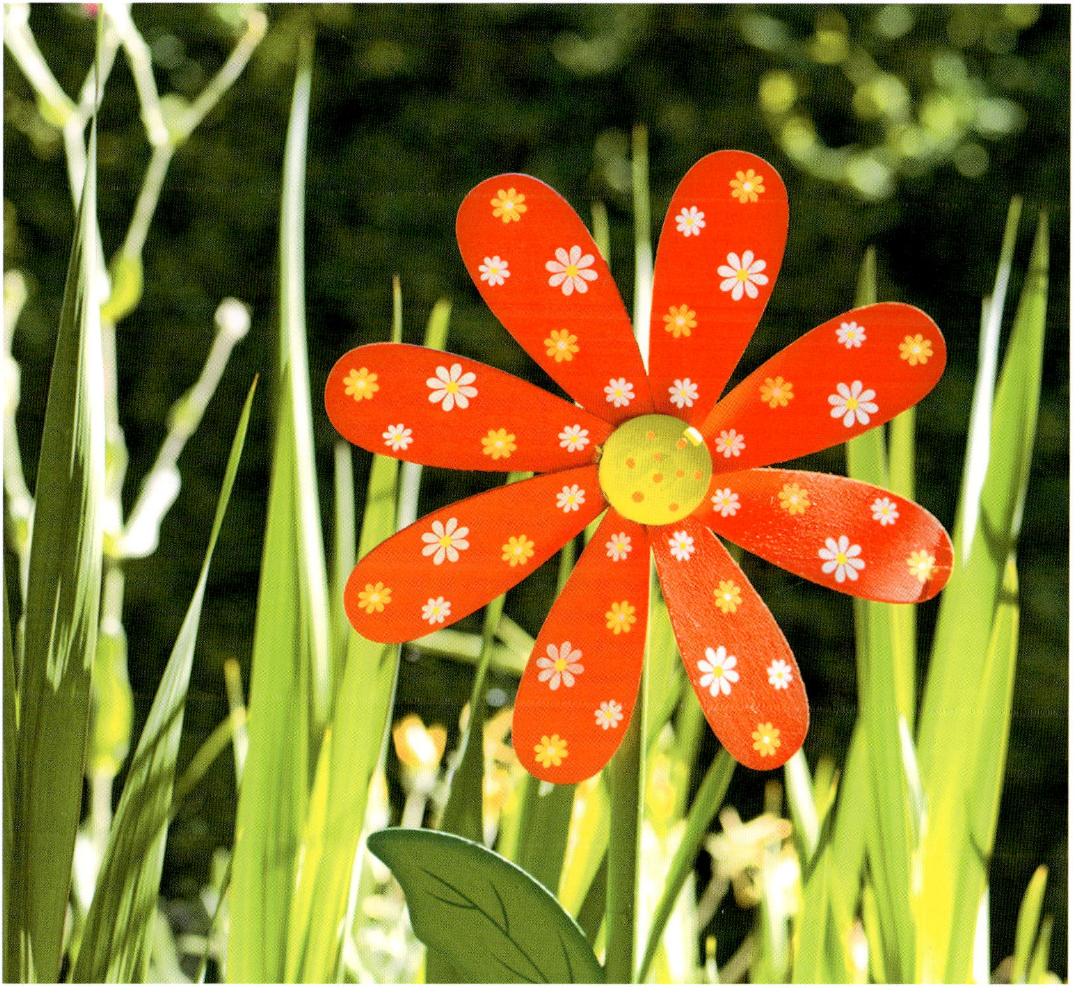

Auch wenn die Großeltern

es noch so möchten, sie können
ihrem Enkelkind nicht alles geben
und auch nicht alle seine kleinen
und großen Wünsche erfüllen.

Aber es ist einfach wunderbar,
wenn sie ihm das schenken,
was am meisten zählt:

Ihre Zeit und ihre Liebe.

Das Beste an Großeltern ist, dass sie Zeit
für all das haben, für das die Eltern zu beschäftigt sind.

Ursula Kohaupt

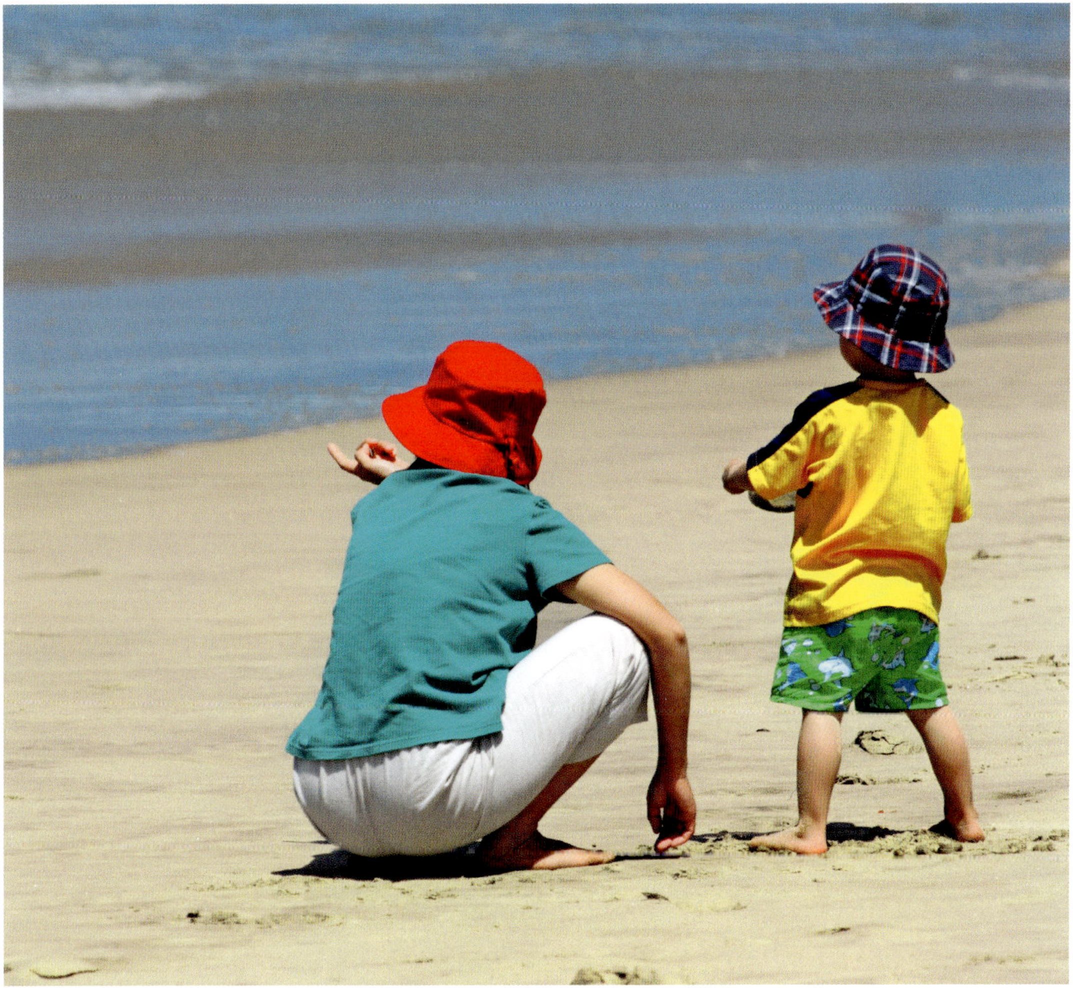

Großeltern freuen sich,

wenn ihr Enkelkind neugierig ist
und die unmöglichsten Fragen stellt.

Das zeigt ihnen, wie interessant das Leben
und die Welt für ihren kleinen Schatz schon sind.
Und wie gut es ist, dass auch sie selbst hin
und wieder neu über Dinge nachdenken,
die sie schon fast vergessen haben.

Gibt es etwas Schöneres als ein Enkelkind,
das von seinen Großeltern lernt?

Gibt es etwas Berührenderes als Großeltern,
die von ihrem Enkelkind lernen?

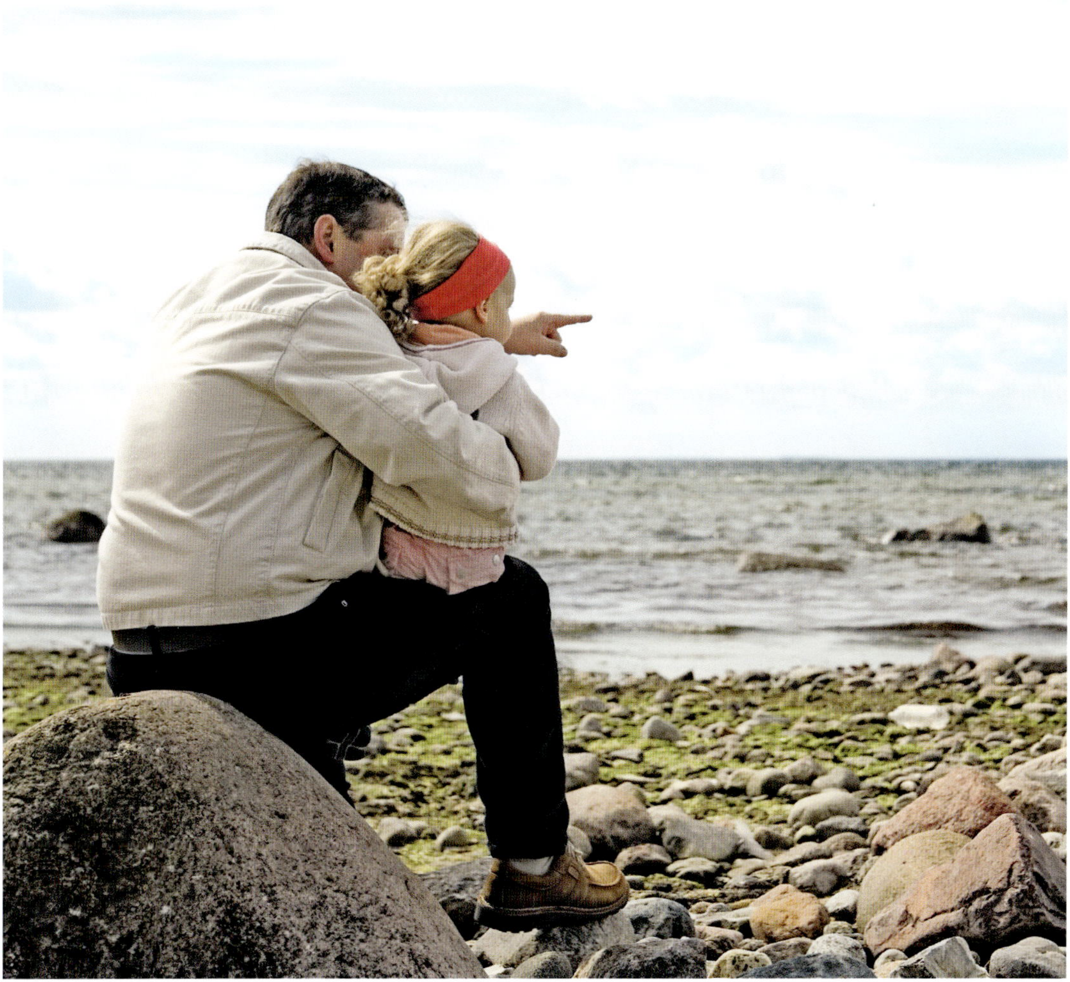

So fröhlich und unbefangen

schenkt das Enkelkind den Großeltern
seine Zeit, sein Lächeln, seine Liebe.

Und die Großeltern wünschen
ihrem Enkelkind so sehr,
dass es auch dann noch,
wenn es mitten im Leben steht,
ab und zu ein wenig Zeit,
immer wieder ein Lächeln
und viel Liebe zu schenken hat.

Ein Kind ist eine sichtbar gewordene Liebe.

Novalis

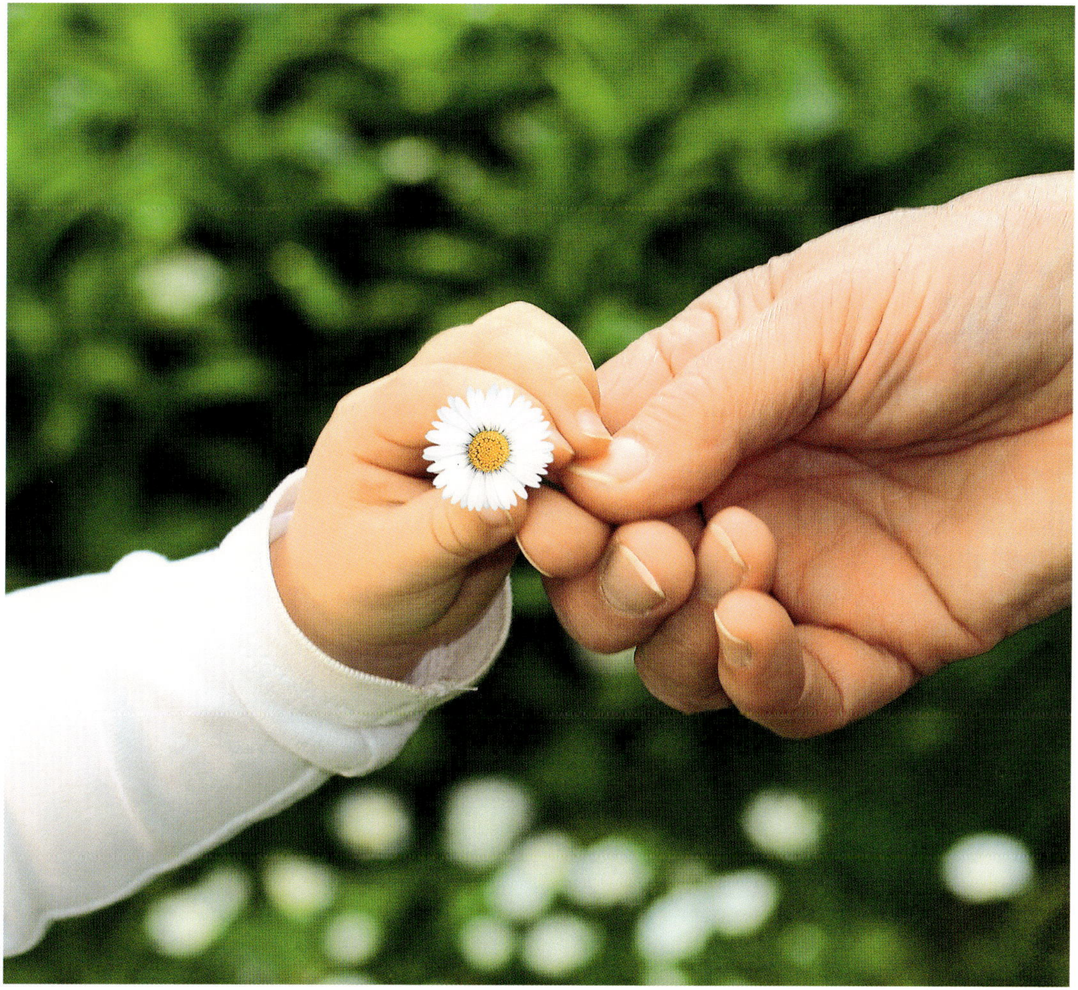

Großeltern verstehen es,

dass es Dinge gibt, die Kinder gerne mögen,
wie Schokolade oder Regenpfützen;
und dass es Dinge gibt,
die Kinder nicht ausstehen können,
wie Hausaufgaben machen oder Karotten essen.

Sie können aber auch gut erklären,
dass jedes Ding zwei Seiten hat:
Schokolade schadet den Zähnen, und
das Hüpfen in Regenpfützen macht nass.
Durch Hausaufgaben aber werden Kinder klug,
und Karotten essen ist gesund.

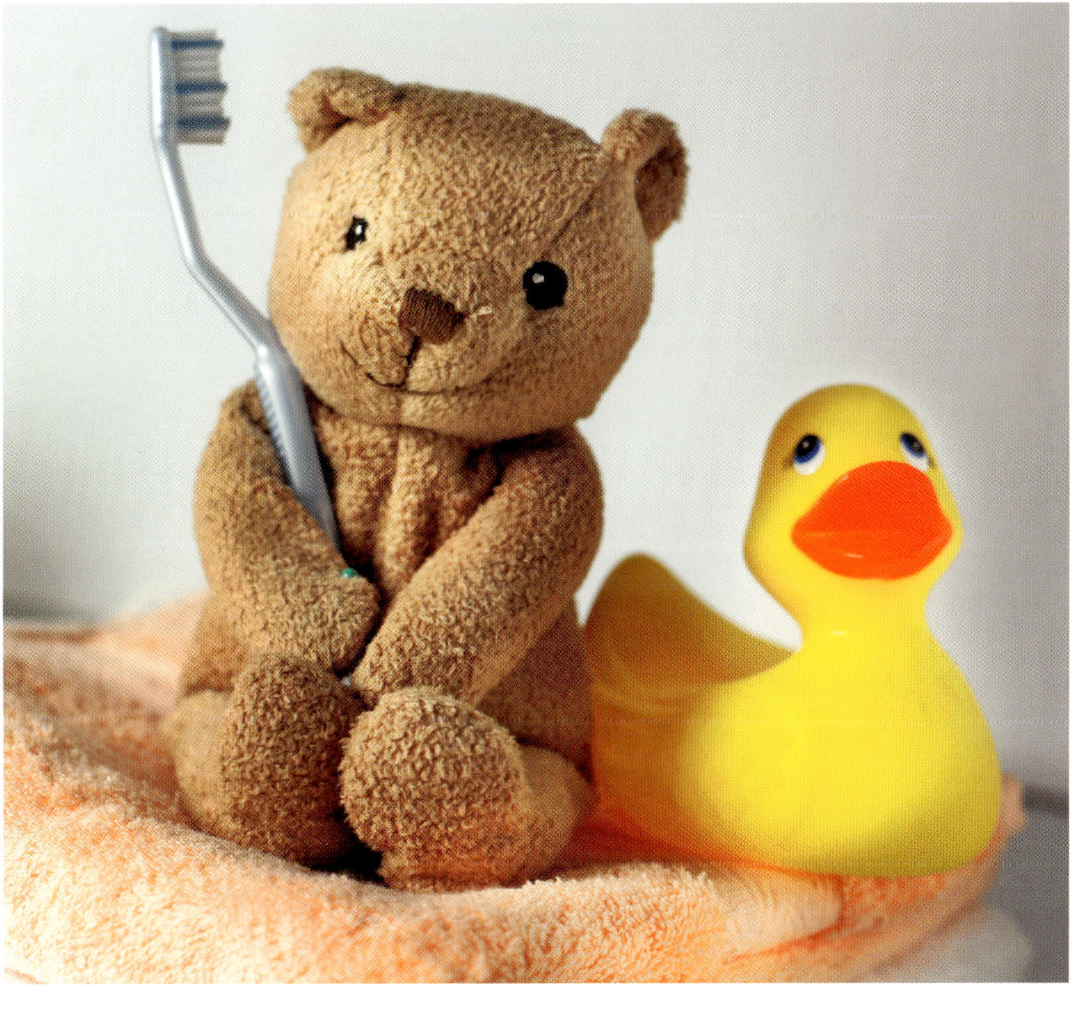

Die Stunden mit ihrem Enkelkind

sind für die Großeltern etwas Wunderbares.
Denn sie wissen ganz genau:

Ihr kleiner Schatz entdeckt
die buntesten Blumen,
die seltensten Steinchen,
die interessantesten Käferchen.

Mit dem Enkelkind unterwegs sein
macht einfach Spaß.
Denn dann gibt es immer
etwas zum Staunen.

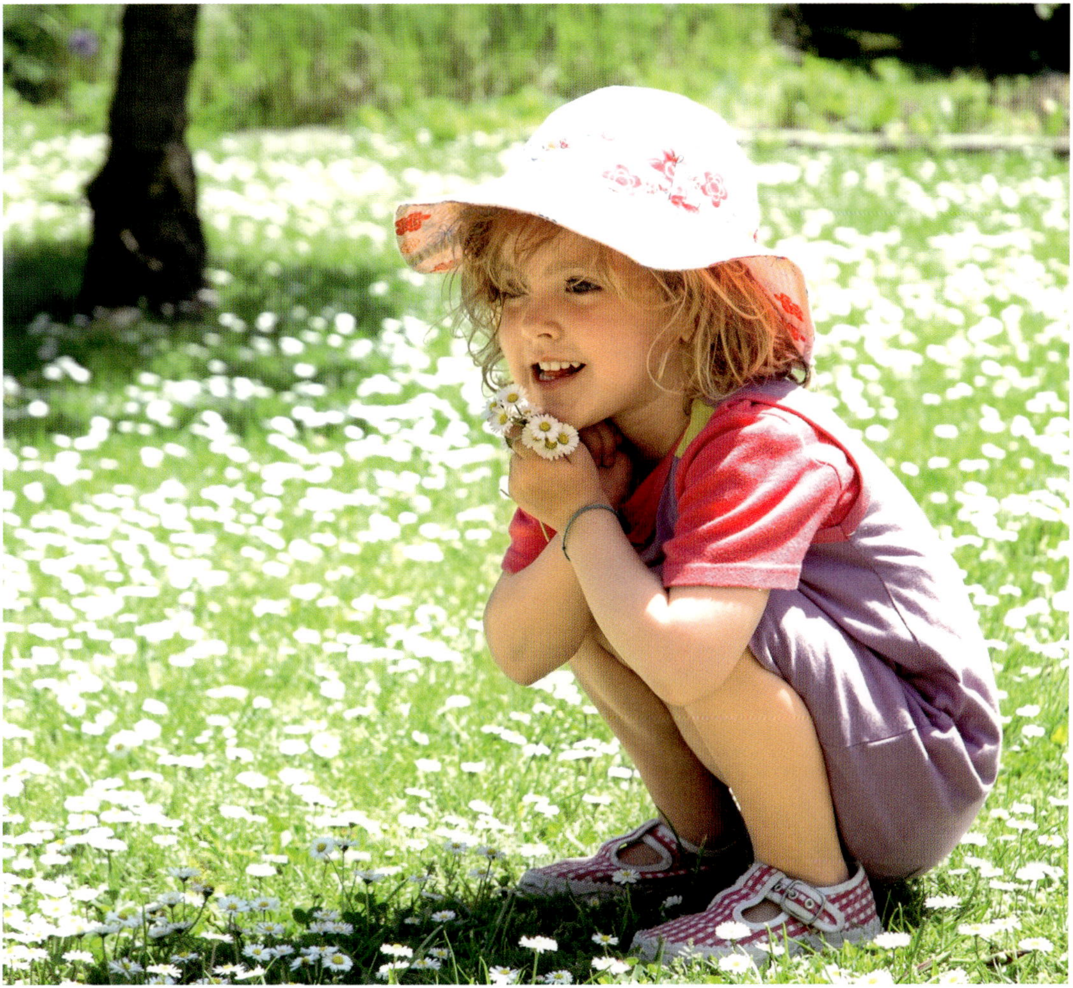

Das Herz der Großeltern

ist wie ein Schatzkästchen,
in das sie alles hineinlegen,
was zwischen ihnen und
ihrem Enkelkind ein
Geheimnis bleiben soll.

Darum vertraut es ihnen
auch alles an. Wirklich alles.

Denn es kann ganz sicher sein,
die Großeltern verraten nichts.
Wirklich nichts.

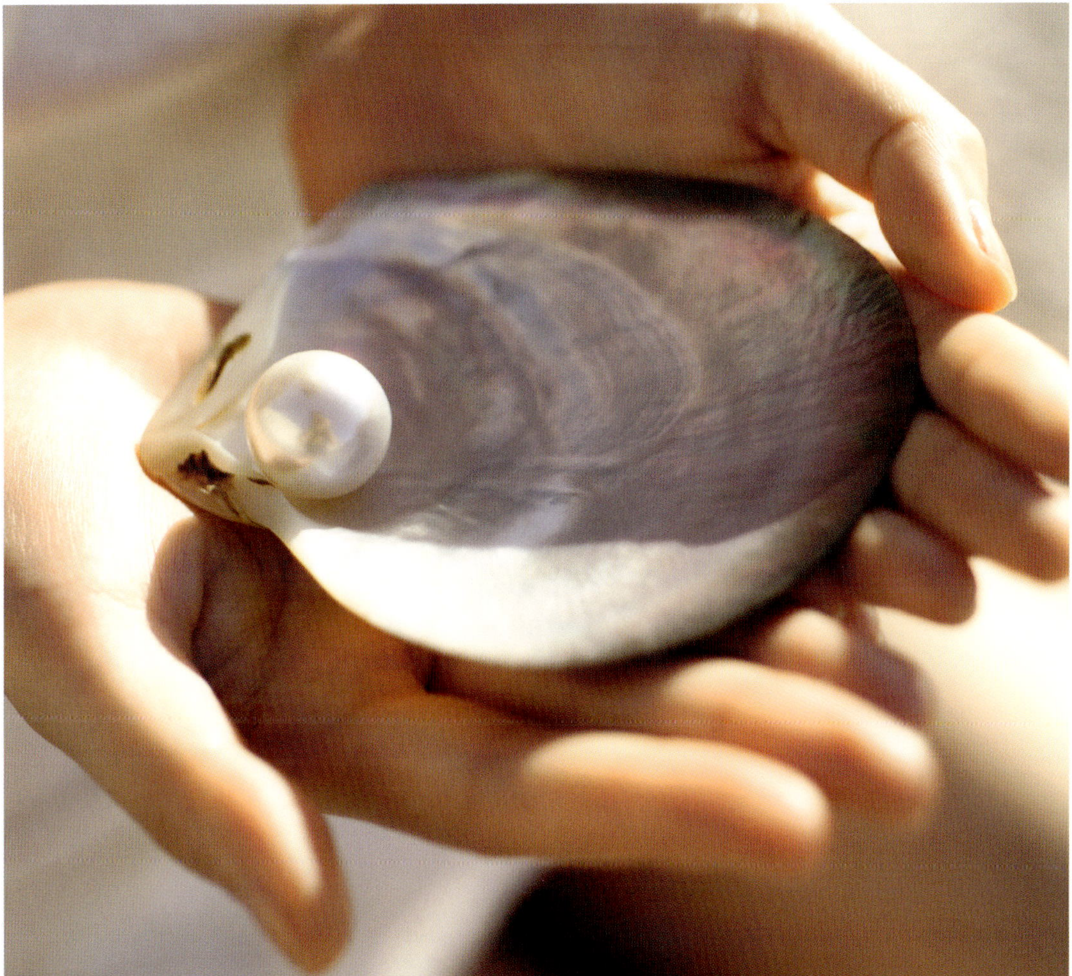

Jene Momente,

in denen sie
das unbefangene Vertrauen,
die kindliche Offenheit,
das herzliche Lachen
ihres Enkelkindes erleben dürfen,
sind für Großeltern besonders kostbar.

Denn sie wecken auch in ihren Herzen
wieder ganz neu
Fröhlichkeit, Hoffnung und Lebensfreude.

Kinder erfrischen das Leben und erfreuen das Herz.

Friedrich Schleiermacher

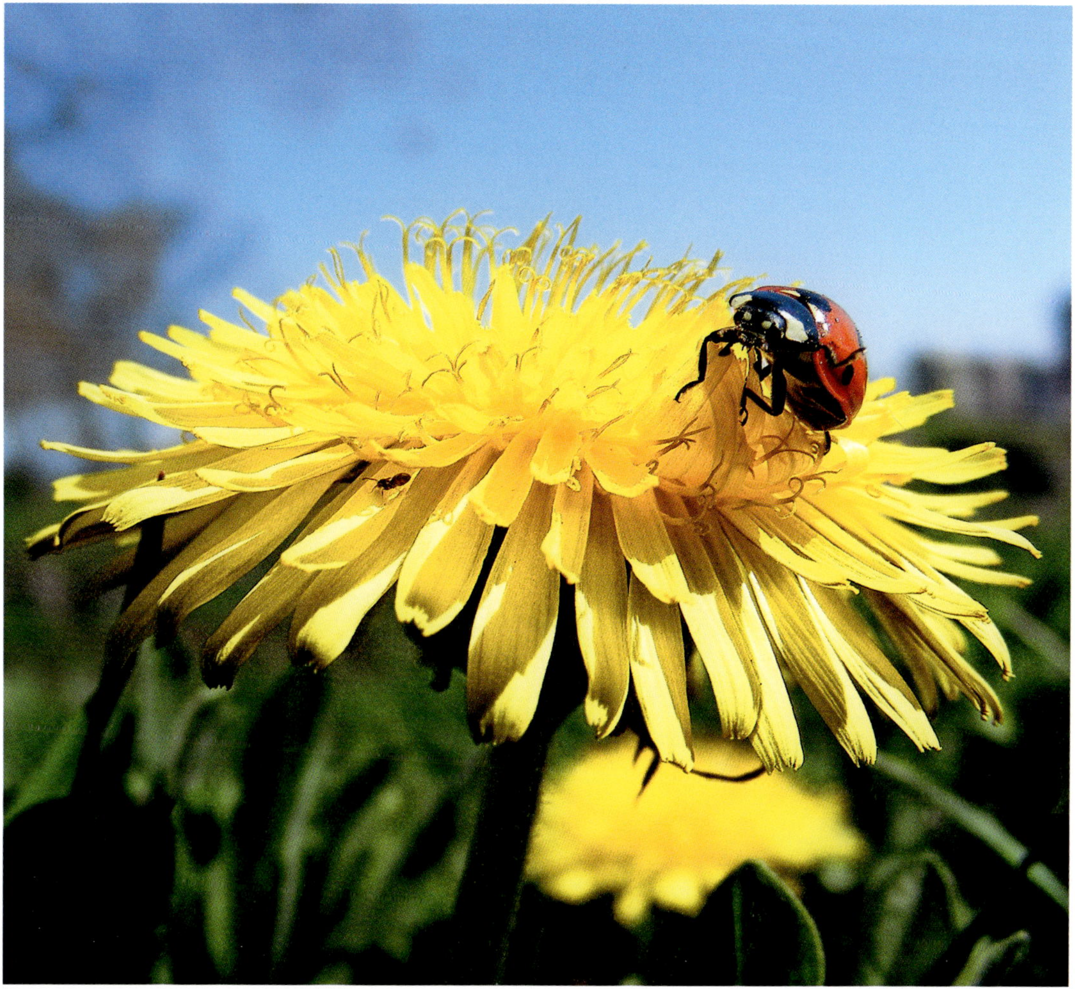

Großeltern wissen,

dass ihr Enkelkind
keine goldenen Brücken braucht,
um glücklich zu werden.
Aber Brücken der Liebe
und des Vertrauens.

Darum wünschen sie ihm so sehr,
dass es ihm in seinem Leben
immer wieder gelingen möge,
solche Brücken zu bauen
von sich selbst zu den anderen,
von Herz zu Herz.

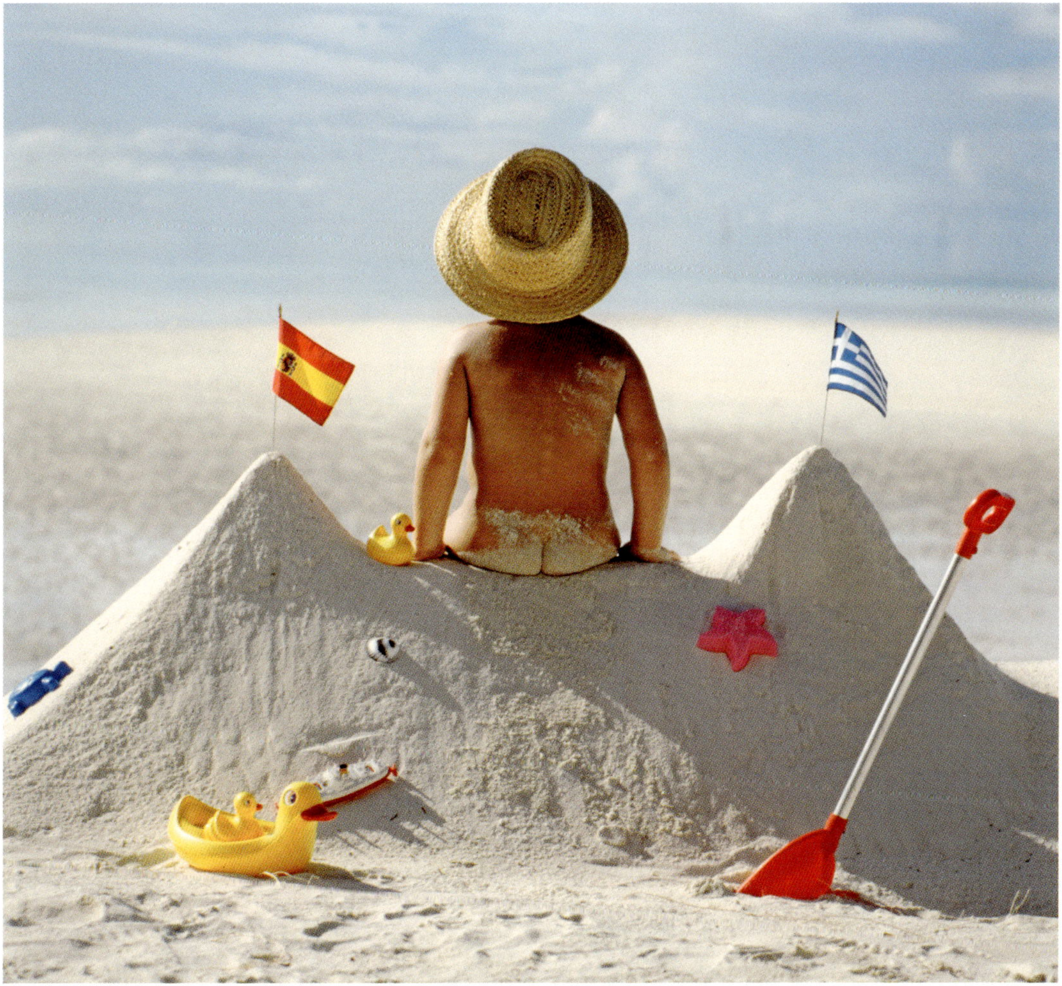

Wie wunderbar
ist es für Großeltern,

wenn ihnen durch ihr kleines
Enkelkind die Welt der Märchen
wieder ganz weit offensteht.

Diese schöne Welt,
in der auch sie selbst wieder
ein bisschen Kind sein dürfen.

Unsere Jugend kehrt nie wieder,
aber unsere Kindheit endet nie ganz.

Thomas Romanus

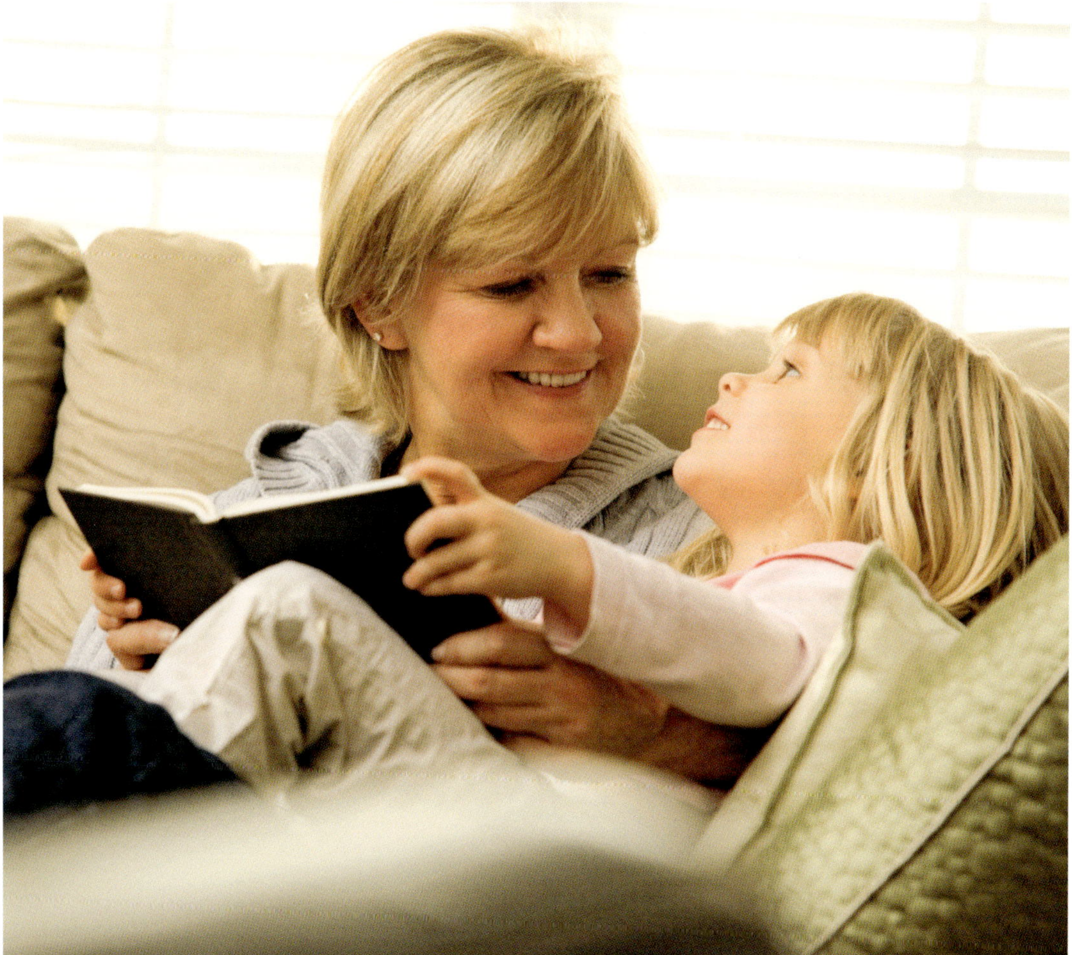

Das geliebte Nestchen,

in dem es Zuflucht findet,
wenn es Mitgefühl und Verständnis braucht,
das sind Großeltern für ihr Enkelkind.

Denn es weiß ganz genau,
zu ihnen darf es mit allem kommen,
was auch geschieht.

Sie hören ihm wirklich zu,
trösten und machen
ihm wieder neuen Mut.

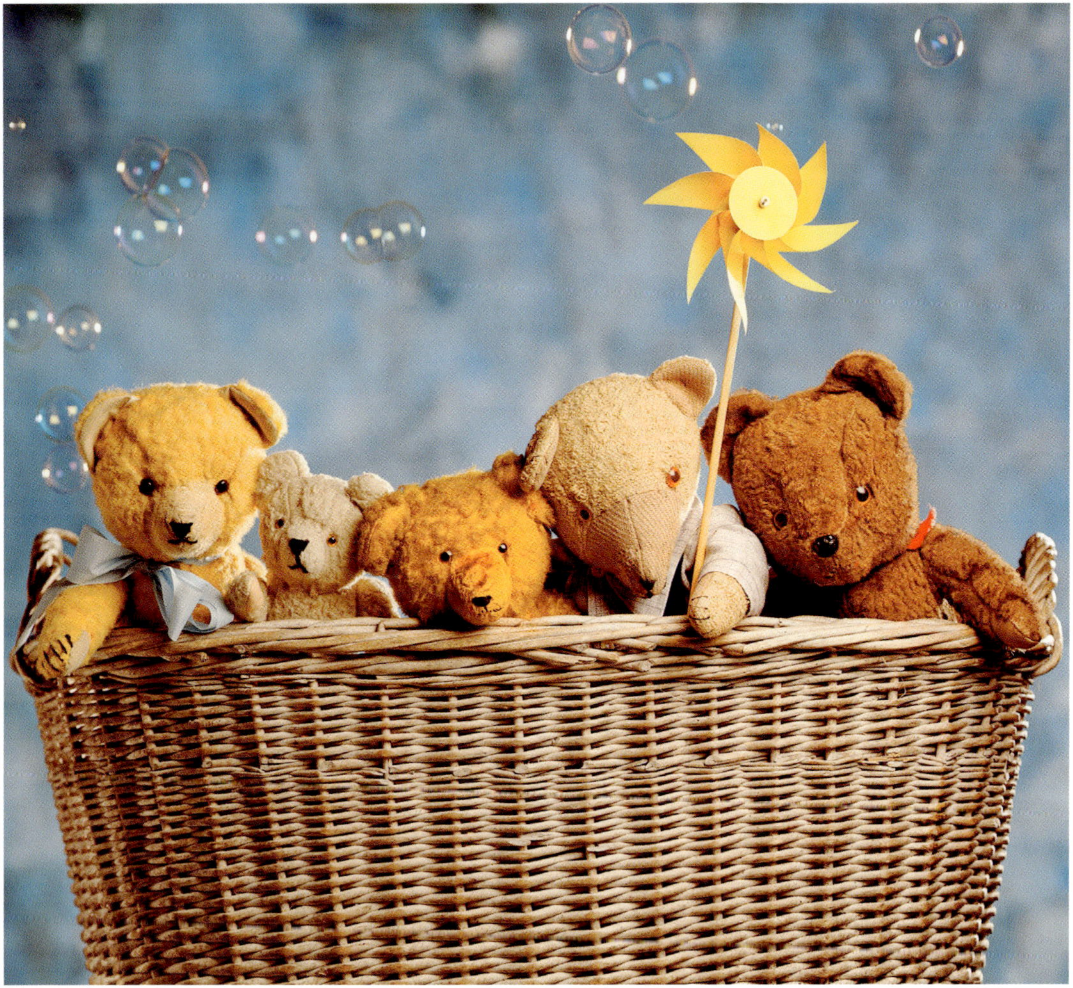

Eine zärtliche Umarmung

der Großeltern sagt so vieles aus:

Wir haben dich lieb.
Du bist unser kleiner Schatz.
Wir sind stolz auf dich.
Wir gehören zusammen.
Es wird alles wieder gut.

Und ein Enkelkind spürt, was die Großeltern
ihm mit ihrer Umarmung sagen möchten.
Denn es ist die Sprache, die es am besten versteht.

Kleine Zärtlichkeiten
können große seelische Kräfte wachsen lassen.

Gisela Maczey

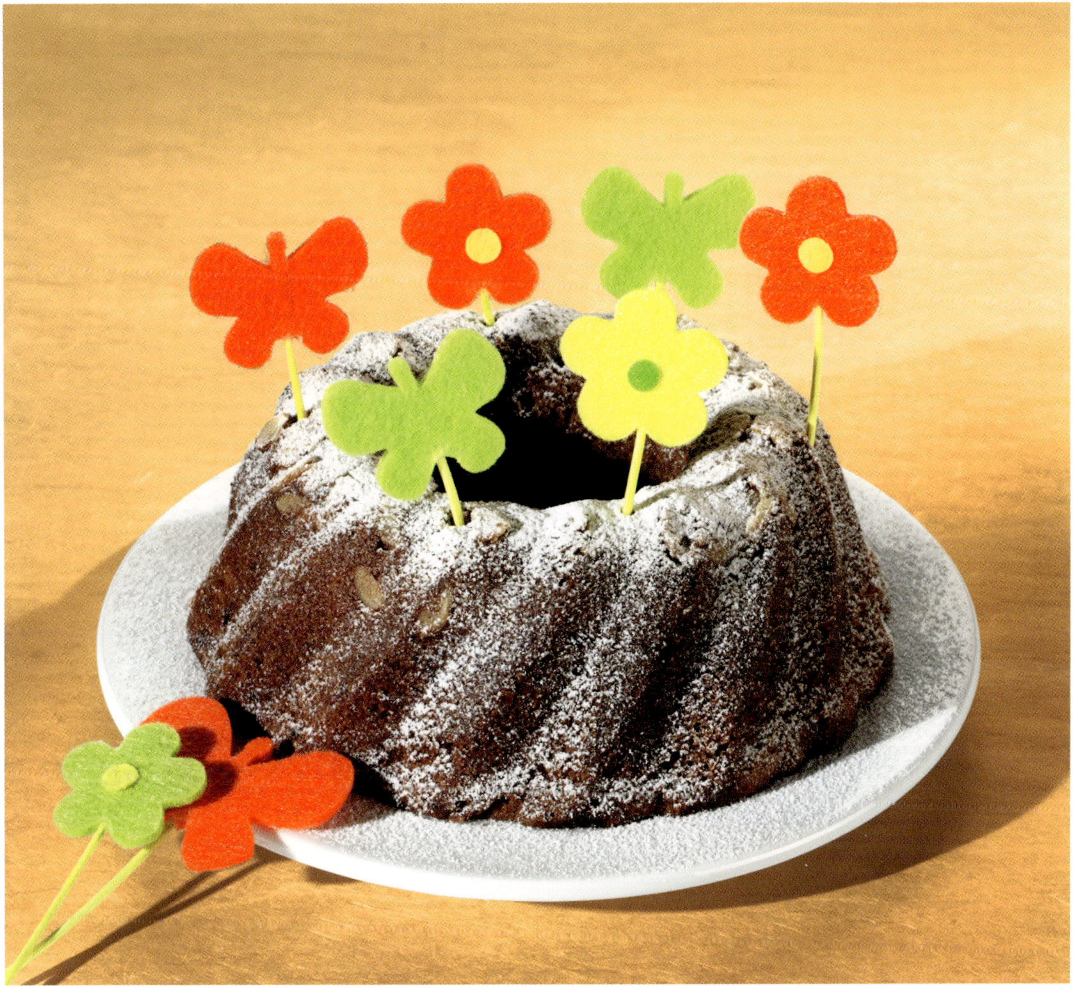

Kuscheln mit den Großeltern

ist für ein Enkelkind das Allerschönste.
Denn nirgends fühlt es sich so wohl und
so gut aufgehoben wie in ihren Armen.
Für ein Enkelkind gibt es einfach kein
gemütlicheres und wohligeres
Plätzchen auf der ganzen Welt.

Und Großeltern nehmen sich
gerne viel Zeit zum Kuscheln,
denn sie genießen diese gemeinsame
Verbundenheit und Zärtlichkeit.

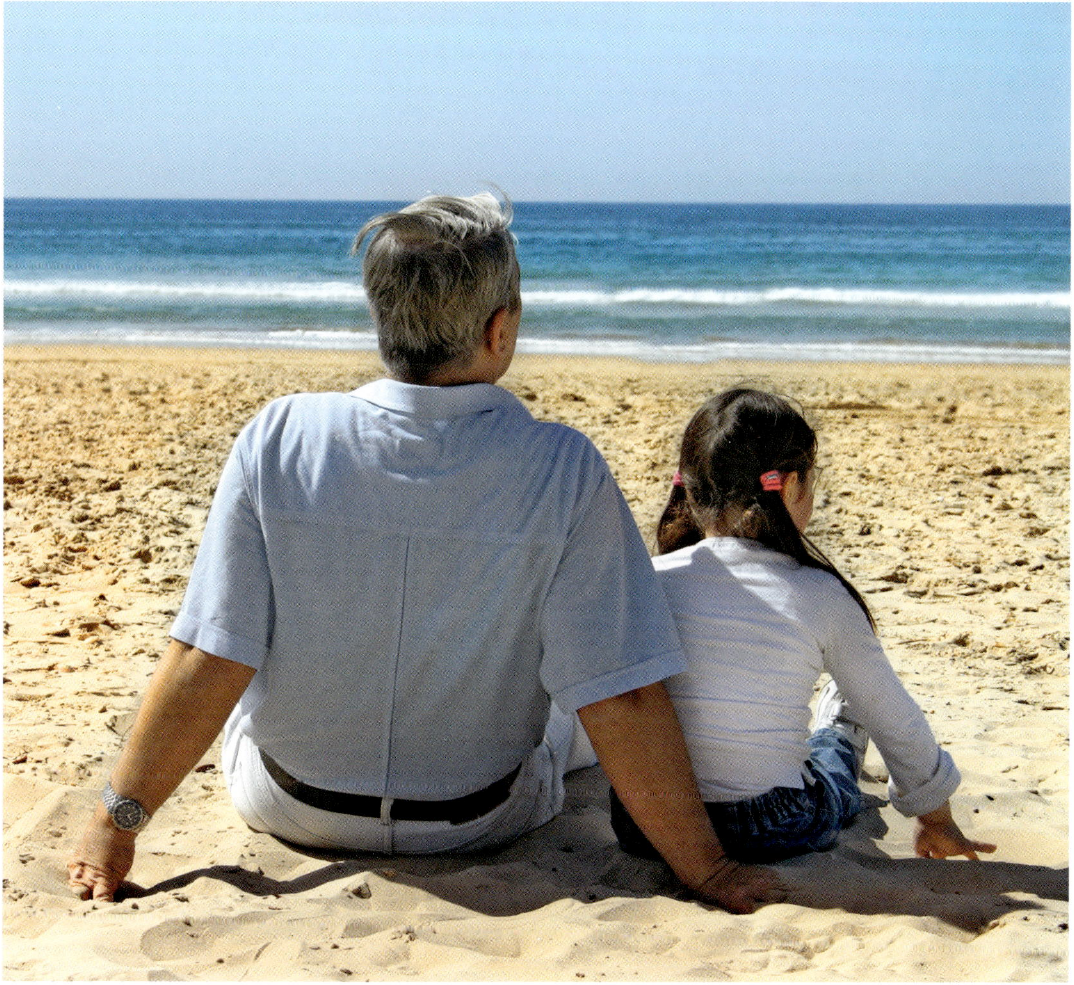

Niemand versteht es so gut

wie Großeltern,
ihrem Enkelkind zu erklären,
dass es einen Engel zur Seite hat,
der es begleitet und beschützt,
dass es aber auch selbst ein Engel sein kann.

Für die anderen:
wenn es ihnen hilft,
wenn es sie tröstet,
wenn es für sie da ist.

Und niemand freut sich
mehr als die Großeltern,
wenn ihr Enkelkind wirklich
ab und zu ein kleiner Engel ist.

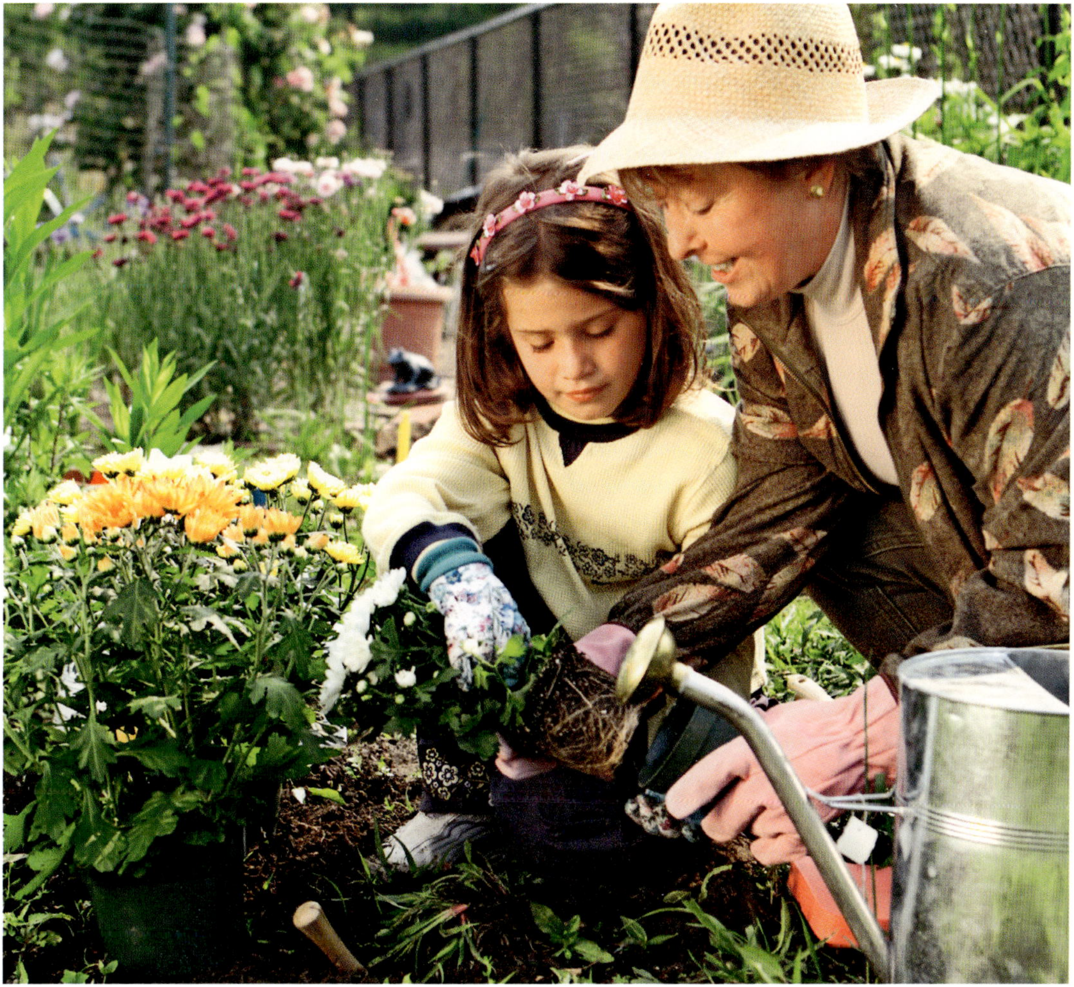

Ganz gleich,

ob Großeltern mit ihrem Enkelkind
auf den Spielplatz oder ins Schwimmbad gehen,
einen Ausflug in die Eisdiele machen
oder mit dem Fahrrad unterwegs sind:
Sie haben genauso viel Spaß
wie ihr kleiner Schatz.

Und sie haben dabei dieses wunderbare
Gefühl, eigentlich noch gar nicht
so alt zu sein.

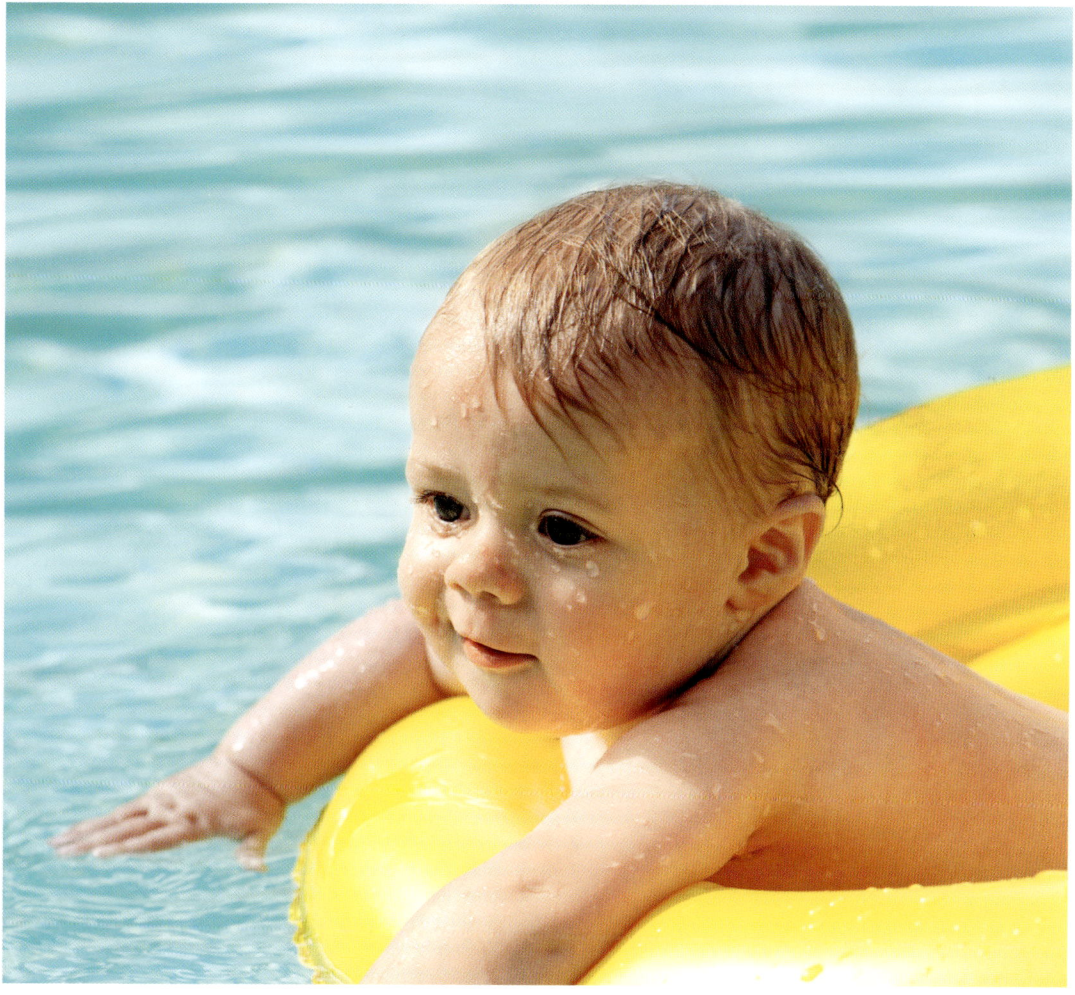

Es macht Großeltern glücklich

wenn sie sehen, dass ihr Enkelkind
Menschen um sich hat, in deren Armen
es sich geborgen fühlt, die es auf
seinem Weg behutsam führen und
deren Herzen für ihren kleinen
Schatz offen sein werden.

Denn dann können sie fest
darauf vertrauen, dass später die
Menschen, die mit ihrem Enkelkind
durchs Leben gehen, bei ihm liebevolle
Arme, sicheren Halt und
ein offenes Herz finden.

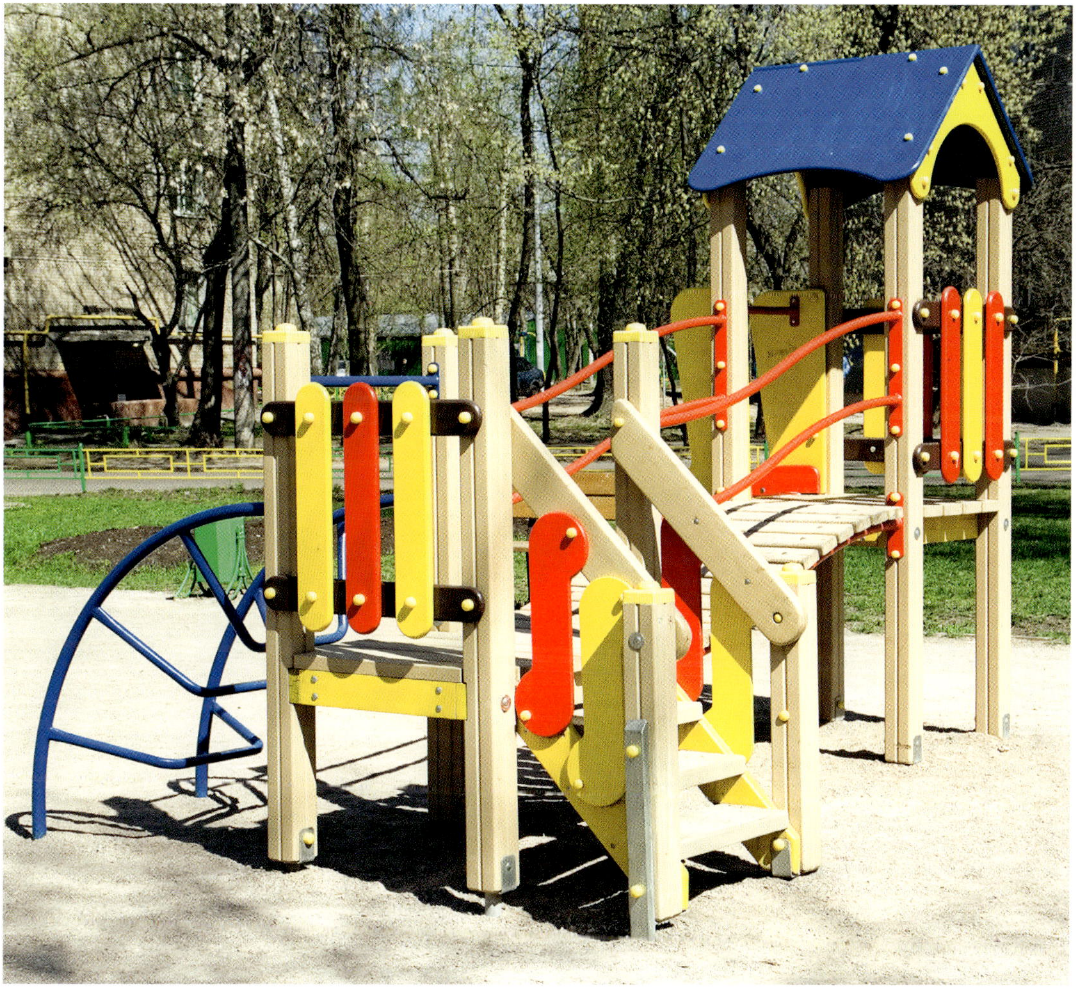

All die kleinen und großen Träume,

die im Herzen ihres Enkelkindes wohnen,
würden Großeltern so gerne erfüllen.
Doch sie können es nicht.

Aber sie träumen sie mit ihrem kleinen Schatz
und freuen sich mit ihm,
wenn sie Wirklichkeit werden.

Und wenn ein Traum sich nicht erfüllt,
dann kann niemand so liebevoll trösten
wie die Großeltern.

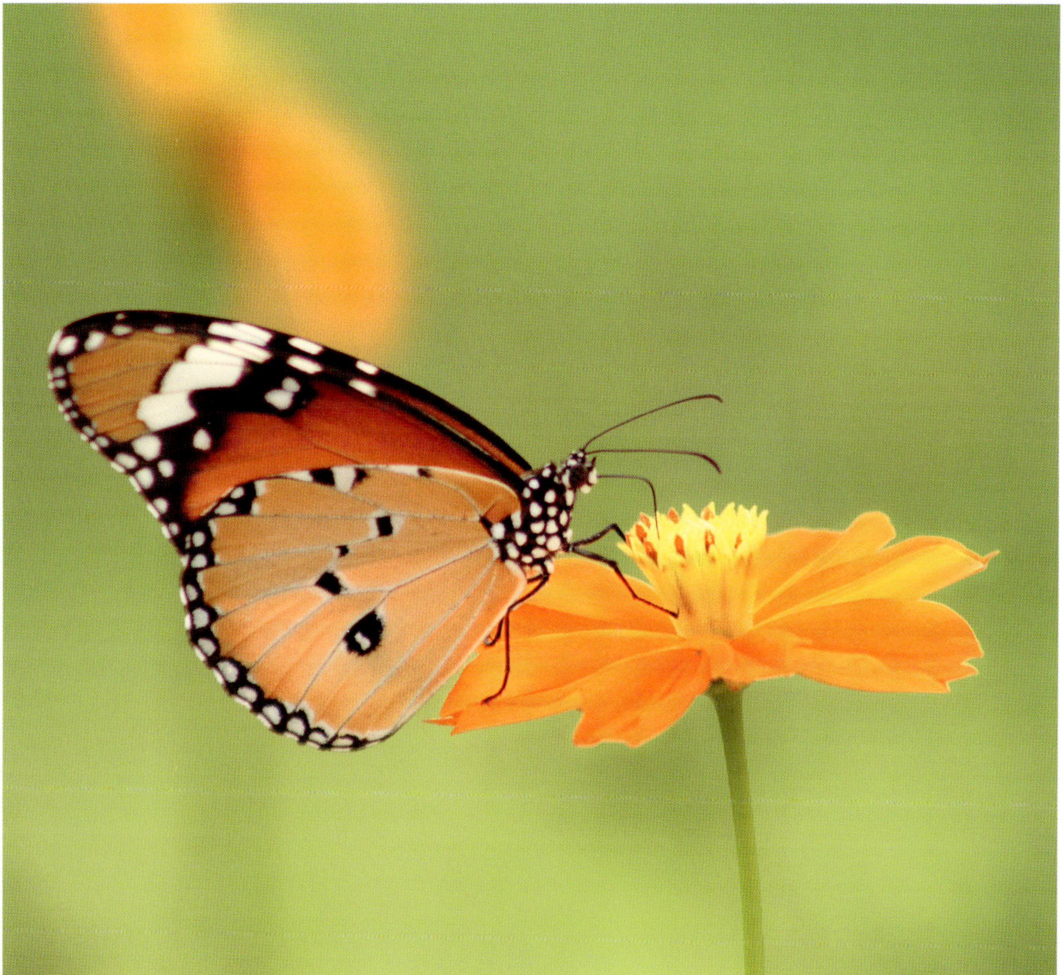

Von ganzem Herzen

wünschen Großeltern ihrem Enkelkind,
dass es seinen Weg in der Welt findet
und Kraft genug hat, ihn auch mutig zu gehen.

Von ganzem Herzen wünschen sie ihm,
dass es seine Ziele erreicht.
Zusammen mit den Menschen,
die es liebt und von denen es geliebt wird.

Der Mut wächst mit jedem Blick
auf die Größe des Unternehmens.

Seneca

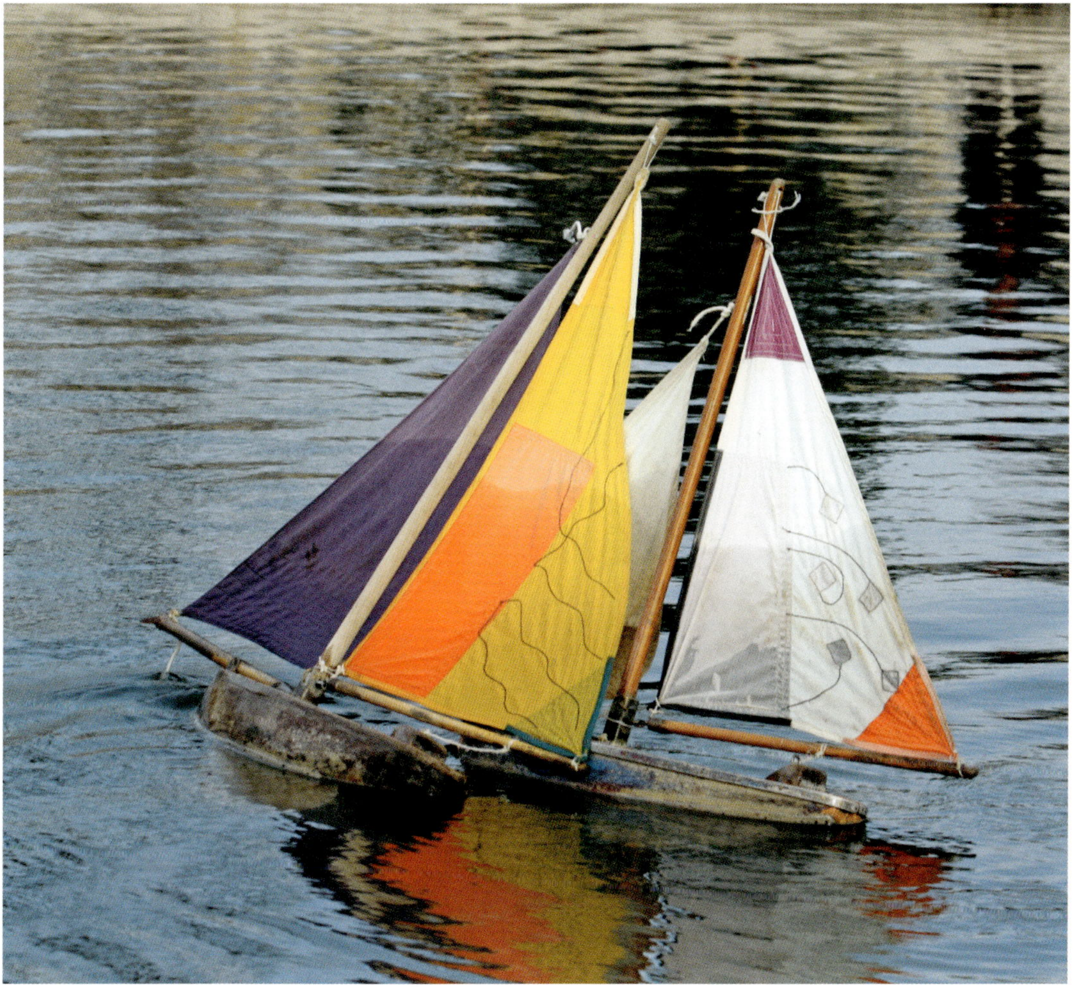

Mit seinem Lächeln

lädt das Enkelkind seine
Großeltern ein, wieder selbst
ein wenig Kind zu werden,
das Schöne in der Welt zu sehen
und die Freude in ihren
Alltag einzulassen.

Mit seinem Lächeln lädt es
seine Großeltern ein,
jeden einzelnen Augenblick zu genießen
und dem Leben zu vertrauen.

So frei und unbekümmert wie ein Kind.
Einfach so wie ihr Enkelkind.

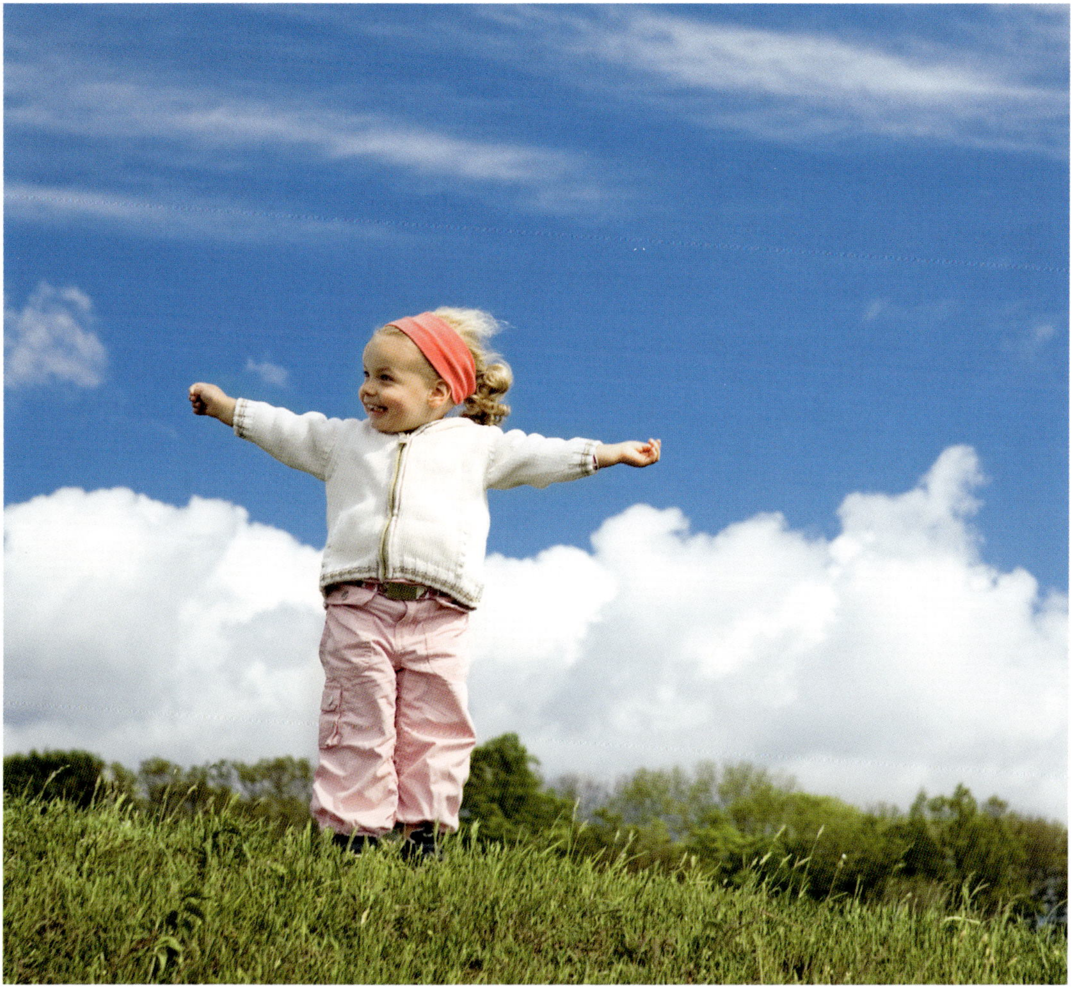

Von Herzen

In dieser Reihe sind bisher erschienen:

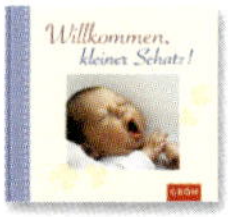

Willkommen, kleiner Schatz
ISBN 978-3-86713-429-3

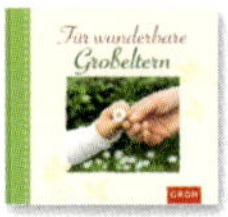

Für wunderbare Großeltern
ISBN 978-3-86713-214-5

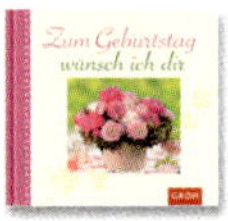

Zum Geburtstag wünsch ich dir
ISBN 978-3-86713-378-4

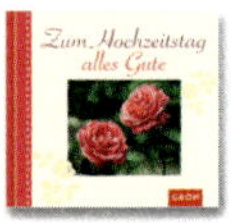

Zum Hochzeitstag alles Gute
ISBN 978-3-86713-117-9

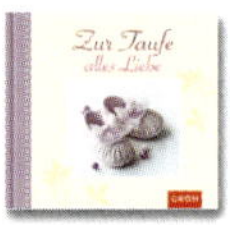

Zur Taufe alles Liebe
ISBN 978-3-86713-377-7

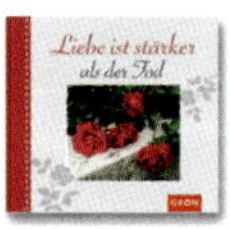

Liebe ist stärker als der Tod
ISBN 978-3-86713-430-9

Immer eine gute Geschenkidee: www.groh.de

Über die Autorin:
Irmgard Erath wurde 1944 in Sulz/Vorarlberg geboren. Zunächst galt ihr Interesse vor allem der italienischen Sprache und dem Zeichnen, bis sie zu ihrer ganz besonderen Begabung fand: dem Verfassen von Aphorismen und Prosatexten. Ihre erfolgreichen Bücher sind Ausdruck ihres liebevollen Einfühlungsvermögens und sprechen vielen Menschen aus dem Herzen.

Bildnachweis:
Titel u. S. 17: abcmedia/fotolia; S. 5: iStockphoto/pedrograd99, S. 7: iStockphoto/Jeremiah Thompson; S. 9: flyingru/fotolia; S. 11: Somatuscani/fotolia; S. 13: iStockphoto/Brent Reeves; S. 15: Ramona Heim/fotolia; S. 19: laurent hamels/fotolia; S. 21: Martin Taller/fotolia; S. 23: Miroku/Taxi/Getty Images; S. 25: Ivan Trucic/fotolia; S. 27: Slema/Jupiterimages; S. 29: iStockphoto/Leigh Schindler; S. 31: Marx/Taxi/Gettyimages; S. 33: Jürgen Bohn; S. 35: Aramanda/fotolia; S. 37: Frank Siteman/AGE/f1 online; S. 39: iStockphoto/heidijdesign; S. 41: Zooropa/Fotolia; S. 43: Son Tran Hoang/fotolia; S. 45: deux voilliers/fotolia; S. 47: Ramona Heim/fotolia.

Textnachweis:
Wir danken allen Autoren bzw. deren Erben, die uns freundlicherweise die Erlaubnis für den Abdruck der Aphorismen erteilt haben.

Idee und Konzept:
Groh Verlag. Das Werk einschließlich seiner Teile ist urheberrechtlich geschützt. Jede Verwertung außerhalb der engen Grenzen des Urheberrechtsgesetzes ist ohne Zustimmung des Verlages unzulässig und strafbar. Das gilt insbesondere für Kopien, Einspeicherung und Verarbeitung in elektronischen Systemen.

ISBN 978-3-86713-214-5
© Groh Verlag GmbH, 2009

097012-4253-02

Ein Lächeln schenken

Geschenke sollen ein Lächeln auf Gesichter zaubern und die Welt für einen Moment zum Stehen bringen. Für diesen Augenblick entwickeln wir mit viel Liebe immer neue GROH-Geschenke, die berühren.

In ihrer großen Themenvielfalt und der besonderen Verbindung von Sprache und Bild bewahren sie etwas sehr Persönliches.

Den Menschen Freude zu bereiten und ein Lächeln zu schenken, das ist unser Ziel seit 1928.

Ihr

Joachim Groh

GROH